DES

# BRULURES SUPERFICIELLES

## OUVRAGES PUBLIÉS PAR L'AUTEUR :

---

Mémoire sur les plaies pénétrantes des articulations.

Mémoire sur les luxations de la clavicule.

Mémoire sur la staphylorrhaphie.

Procédé sur l'amputation de la jambe dans la région sus-malléolaire.

Article sur le farcin chronique, inséré dans les *Bulletins de l'Académie*.

Théorie électro-vitale.

Théorie de l'inflammation en général.

Du traitement des maladies de la moelle épinière par les ventouses vésicantes.

Etc., etc.

---

Paris. — Imprimerie de L. MARTINET, rue Mignon. 2.

# DES CAUSES DE LA MORT

A LA SUITE DES

# BRULURES SUPERFICIELLES

## DES MOYENS DE L'ÉVITER



PAR

Le docteur H[te] BARADUC,

Ancien interne des hôpitaux civils de Paris, membre de la Société anatomique.
Chevalier de la Légion d'honneur.

PARIS

J.-B. BAILLIÈRE ET FILS,

LIBRAIRES DE L'ACADÉMIE IMPÉRIALE DE MÉDECINE,

Rue Hautefeuille, 19.

| LONDRES, | NEW-YORK, |
| --- | --- |
| Hipp. BAILLIERE, 219, Regent street. | BAILLIÈRE brothers, 440, Broadway. |

MADRID, C. BAILLY-BAILLIÈRE, PLAZA DEL PRINCIPE ALFONZO, 16.

1862

# DES CAUSES DE LA MORT

A LA SUITE DES

# BRULURES SUPERFICIELLES

## DES MOYENS DE L'ÉVITER

---

Depuis longtemps j'avais l'intention de publier sur les brûlures un travail complet, mais des préoccupations diverses, se rattachant à des questions auxquelles je trouvais une importance plus grande, me firent ajourner la réalisation de ce projet.

Cependant la fréquence des brûlures superficielles et la gravité des accidents qu'elles déterminent me font un devoir de faire connaître quelques résultats pratiques d'une découverte anatomico-pathologique que j'eus le bonheur de faire en 1839 et que je confirmai en 1841 et 1842, époques auxquelles j'étais interne à l'hôpital Saint-Antoine dans le service de M. Bérard aîné, doyen de la Faculté.

L'œuvre que je publie aujourd'hui est un simple travail duquel je bannirai toute érudition et qui, sans prétentions scientifiques, se bornera à étudier les brûlures au point de vue de la possibilité d'arracher à la mort les victimes si nombreuses qui succombent à la suite des brûlures superficielles.

En effet les journaux citent chaque jour des faits de morts rapides survenues à la suite de brûlures déterminées par la combustion de vêtements légers, par l'usage d'allumettes chimiques abandonnées aux enfants, ou mettant le feu aux vêtements de personnes imprudentes.

Le plus ordinairement tous les secours sont inefficaces et des désordres graves sont produits avant qu'on ait eu le temps de dépouiller de leurs vêtements les personnes atteintes par le feu.

### Division des brûlures.

Les brûlures qui résultent de la combustion des vêtements sont généralement peu profondes; leur étendue est très variable et la mort peut en être la conséquence au bout de quelques jours et souvent après douze ou vingt-quatre heures seulement.

Il est à remarquer que la rapidité de la mort est toujours en raison directe de l'étendue des brûlures superficielles; c'est principalement à ce genre de brûlures que je rattache les accidents que je vais étudier, accidents qu'il est possible de prévenir.

De tous temps les brûlures ont eu le triste privilége de fixer l'attention des chirurgiens et souvent de devenir l'objet de leurs méditations les plus sérieuses, soit à cause de leur fréquence, soit à cause de la variété et de la gravité des accidents qu'elles déterminent.

Aussi pour en faciliter l'étude, ou pour apporter une précision plus grande dans leur description, a-t-on établi des divisions anatomiques, ou des divisions arbitraires, en admettant des degrés différents dont les limites ne peuvent jamais être déterminées avec précision.

Je crois plus utile de classer les brûlures d'après la nature des phénomènes immédiats qu'elles déterminent et dans leur ordre progressif de gravité.

J'admettrai donc les degrés suivants de brûlures que je désignerai sous les noms :

1° De brûlure érythémateuse non phlycténoïde;

2° Phlycténoïde simple;

3° Phlycténoïde ulcéreuse ou cutanée superficielle;

4° Ulcéreuse profonde;

5° Escharoïde;

6° Avec carbonisation.

Je n'insisterai pas sur la valeur de la division que je propose, elle ressort naturellement de la forme primitive des altérations de tissus déterminées par les brûlures, elle les photographie en quelque sorte dans la pensée.

Je me propose de borner l'étude que j'entreprends aujourd'hui aux second et troisième degrés qui, quoique moins graves que ceux qui les suivent, ont souvent, lorsque les brûlures sont étendues, la mort pour résultat plus ou moins prompt.

C'est à ces degrés de la brûlure qui ont pour effet presque instantané de produire un phénomène *d'exosmose forcée*, ou de vésication, que je veux surtout appliquer le traitement que je développerai plus loin.

**Effets qui peuvent résulter de l'action du calorique.**

L'affreuse catastrophe arrivée sur le chemin de fer (rive gauche) de Paris à Versailles, m'a fourni la déplorable occasion d'observer des résultats identiques, quoique provenant de causes diverses, c'est-à-dire la mort par l'action de la chaleur sèche ou combustion directe, et la mort par l'action de la chaleur humide ou par la vapeur.

J'ai vu l'horrible hécatombe des victimes au crâne brisé, à la poitrine ouverte, au ventre déchiré; j'ai pu constater, sur les nombreux cadavres exposés au cimetière Montparnasse, les désordres les plus graves occasionnés par la combustion. La mort avait dû être instantanée par le fait de la raréfaction exagérée des liquides à laquelle avait succédé l'explosion des parois des cavités thoraciques, abdominale et crânienne, déterminée par la vapeur formée dans ces cavités.

Ces désordres se faisaient remarquer sur tous les cadavres qui avaient subi l'action directe du feu : les cavités du crâne, de la poitrine et de l'abdomen, dont les parois avaient été déchirées par la puissance des liquides raréfiés, rappelaient les phénomènes d'explosion d'une chaudière dont les parois auraient été brisées par la pression d'une vapeur trop puissante; tandis que les cadavres des individus qui avaient subi l'action mortelle de la vapeur étaient intacts et sans explosion des parois des cavités; la mort avait dû avoir lieu par asphyxie ou par la raréfaction exagérée du sang, et probablement par ces deux causes réunies.

Mais les faits qui se rapportent à ce déplorable événement sont tellement en dehors de notre cadre que nous nous bornons à les mentionner.

Si l'on fait exception des cas de brûlure où la destruction et la carbonisation des tissus par l'action directe du feu ont produit la mort presque instantanée, il restera certain que la mort survenant après un certain nombre d'heures ou après quelques jours, n'est point produite, comme l'a prétendu Dupuytren, par une innervation exagérée ou par une exagération de la douleur, mais bien par les modifications physiques et chimiques imprimées au sang.

Les causes les plus fréquentes des brûlures superficielles, des brûlures largement vesicantes, exercent leur action à la surface du corps et des membres, de deux manières différentes, suivant que le feu agit directement sur la peau, ou suivant que le calorique est combiné en quantité plus ou moins considérable avec des liquides de nature différente, mais sans action chimique qui leur soit propre.

Dans ces deux modes de production des brûlures, le

calorique est appliqué sur les tissus vivants à l'état sec, et son action est immédiate ; ou à l'état humide, et son action s'exerce alors par l'intermédiaire du liquide qui en est chargé.

On peut donc admettre deux formes de brûlures désignées sous les noms de brûlures sèches et de brûlures humides ; il est évident que le sixième degré des brûlures ou la carbonisation ne peut être produite que par la brûlure sèche.

Je n'ai pas à m'occuper ici des caractères différents qui peuvent se développer, comme conséquence de l'une ou de l'autre des brûlures que je viens d'indiquer ; il n'entre pas dans mon intention de chercher à savoir si le mécanisme de la production des ampoules dans les deux cas est identiquement le même ; il suffit que les brûlures soient suivies de vésication ou d'ampoules, pour que les caractères anatomiques que j'ai à décrire plus loin se produisent.

Ainsi, lorsque les brûlures par combustion ou par la chaleur humide ont été superficielles et étendues, le phénomène immédiat qui en résulte, phénomène essentiel et qui seul devient la cause de la mort, c'est la formation des ampoules sur une grande surface.

Plus les ampoules seront nombreuses, plus la vésication résultant de la brûlure sera étendue ; plus la quantité de liquide séreux soustrait au sang sera considérable et les accidents qui en résulteront seront graves.

**De la perte du sérum du sang par la transpiration. Effets de la chaleur et du froid sur le sang.**

La fluidité du sang dans des conditions déterminées étant indispensable à sa circulation, les modifications que ce liquide peut subir dans ses qualités physiques et chimiques donnent lieu à des phénomènes très nombreux et souvent mortels.

Ainsi, dans les conditions normales en dehors de tout accident, on voit des animaux, comme le cheval, tomber foudroyés à la suite d'une course prolongée déterminant une transpiration extrêmement abondante; la mort est alors le résultat de la congestion cérébrale produite par la perte d'une quantité considérable de sérosité sous forme de transpiration.

Le sang de l'animal, privé de son élément le plus fluide, subit un épaississement d'où résulte une difficulté d'autant plus grande à sa circulation, que la perte du liquide produite par la transpiration a été elle-même plus considérable; alors le sang devient tellement épais qu'il ne peut plus circuler dans les petits vaisseaux du cerveau ou des autres viscères essentiels à la vie, et l'animal est frappé d'une congestion mortelle.

C'est aussi à la faculté qu'ont certains animaux et en particulier les carnivores de ne point perdre par la peau, dans le phénomène de la transpiration, la partie la plus liquide de leur sang, qu'ils doivent la possibilité de *forcer à la course* les animaux herbivores, pachidermes ou autres qui, perdant par la peau la sérosité de leur sang dans le mécanisme de la transpiration, deviennent si facilement la proie des premiers.

Chez les carnivores le sang reste donc liquide; une somme très grande de calorique s'accumule en eux par le fait du frottement circulatoire et de la contraction musculaire; mais si le volume de leur sang est augmenté par raréfaction, sa fluidité ne s'en trouve pas altérée, et les accidents sont plus rares chez eux, à moins d'exagération dans le phénomène de raréfaction.

C'est à la raréfaction du sang pendant les grandes chaleurs qu'il faut attribuer les nombreux accidents d'apoplexie ou de congestion cérébrale. La chaleur raréfie la masse générale du sang, la pression de ce liquide sur les parois des vaisseaux qui le contiennent, augmente considérablement; et si la transpiration qui survient dans ces conditions et qui diminue la masse du sang, n'est pas suffisante pour équilibrer la force de pression latérale du sang avec le degré de résistance des parois des vaisseaux qui le contiennent, la force de résistance des parois de l'un ou de plusieurs de ces vaisseaux est vaincue et l'apoplexie a lieu.

Dans les apoplexies qui surviennent si fréquemment sous l'influence des grands froids, bien que les sécrétions soient augmentées pour suppléer à la transpiration absente, cette sécrétion est trop souvent insuffisante pour produire l'équilibration entre la force de pression latérale exercée par le sang sur les parois des petits vaisseaux et la force de résistance de ces mêmes parois; alors aussi la résistance des parois est surmontée, une ou plusieurs déchirures s'opèrent, et l'apoplexie en est le résultat.

Dans ce dernier mécanisme de l'apoplexie produite sous l'influence du froid, ce n'est plus à une augmentation générale du volume du sang que sont dus les accidents, mais bien au refoulement du sang de la périphérie au centre, par suite de la constriction des vaisseaux superficiels, soit du corps et des membres, soit de l'appareil respiratoire.

Sous l'influence du froid, tous ces vaisseaux se resserrent, la peau se décolore, la respiration devient moins libre, et le sang des petits vaisseaux soumis le plus directement à l'action du froid, reflue dans les gros vaisseaux ou dans les vaisseaux des organes centraux qui sont le plus naturellement et le plus efficacement protégés, contre l'action du froid, par leur situation topographique.

Les battements du cœur deviennent plus forts pour surmonter l'obstacle à la circulation du sang dans les vaisseaux capillaires superficiels; alors les vaisseaux capillaires des organes centraux se trouvent dilatés par le sang dans des proportions toujours en rapport avec la quantité de sang refoulé des organes superficiels dans les organes centraux.

Bien que la masse générale du sang soit moins considérable et que son volume soit plutôt diminué par suite de l'abaissement de la température, de même qu'il était augmenté par sa raréfaction pendant la chaleur (ce qui constitue l'appareil circulatoire à l'état de thermomètre vivant), il n'existe pas moins dans le premier cas, un fait identique avec celui qui a lieu dans le second, c'est-à-dire une pression beaucoup plus forte du sang sur les parois des vaisseaux des organes centraux; pression qui peut être portée au point de déterminer la rupture de ces vaisseaux, et de produire l'apoplexie dans le premier cas comme dans le second.

C'est au moment où la raréfaction du sang s'opère et avant la production du phénomène de la transpiration, que le sang ayant acquis le volume le plus considérable, la pression de ce liquide sur les parois des vaisseaux est le plus forte; alors non-seulement les capillaires sont congestionnés, mais encore les vaisseaux blancs sont pénétrés par le sang rouge et congestionnés par lui, comme le prouvent, chez l'homme, la rougeur de la face; chez l'homme et les animaux, la congestion de la conjonctive.

Avant que le phénomène de raréfaction soit porté à un degré assez élevé pour dilater outre mesure les vaisseaux et déterminer des accidents, ou forcer l'animal carnivore au repos, la victime qu'il poursuit et dont la peau perspirable a rejeté à l'extérieur une transpiration abondante, l'animal herbivore a depuis longtemps ralenti sa course, ou il est *forcé*, dans l'impossibilité où il se trouve de prolonger sa fuite. L'épaississement de son sang par suite d'une transpiration abondante a produit des congestions dans les petits vaisseaux, dans lesquels le sang trop épais ne peut plus circuler, ou circule difficilement.

Chez l'animal, non-seulement il peut exister et il existe des congestions dans les viscères, mais encore il existe un état congestif dans tout l'appareil locomoteur.

Chez l'homme, après une marche prolongée, ou toute autre cause qui a determiné une abondante transpiration, l'épaississement du sang qui en résulte peut produire des congestions ou des apoplexies viscérales, si la soustraction de la portion la plus liquide du sang a été très abondante, et que l'épaississement du sang ait rendu la circulation de ce liquide difficile dans les petits vaisseaux ; alors le pouls est plein, fort, fréquent et dur, parce qu'il semble que le champ de la circulation ait été restreint; tous les petits vaisseaux étant congestionnés.

Si la perte de liquide par la transpiration a été moins considérable et qu'il n'y ait point eu d'accident congestif viscéral grave, l'individu dans ces conditions éprouve une lassitude très grande, et cette lassitude douloureuse se prolonge plus ou moins longtemps sous forme de courbature ; soit que la courbature devienne la conséquence des modifications circulatoires survenues dans le système nerveux, soit que ces modifications circulatoires survenues dans les vaisseaux musculaires aient déterminé dans ces vaisseaux un état congestif plus ou moins permanent.

La courbature musculaire n'est autre chose qu'un état congestif des vaisseaux des muscles, ou de l'appareil locomoteur, ou un état de dilatation des petits vaisseaux blancs par la pénétration accidentelle du sang rouge dans ces petits vaisseaux. Cette pénétration détermine le tiraillement ou la compression des petits filets nerveux qui les accompagnent et la douleur qui en résulte, comme on le sent dans la congestion des vaisseaux de la conjonctive.

La courbature cesse par le retrait du sang rouge qui avait pénétré les petits vaisseaux blancs, ainsi que cela se voit encore dans la congestion de la conjonctive; alors que le sang expulsé des vaisseaux blancs qu'il avait envahis, ces vaisseaux n'admettant plus que le sérum, reprennent leurs caractères physiques et redeviennent invisibles. Elle cesse aussi par la régularisation de la circulation du sang dans les vaisseaux capillaires congestionnés.

Si la soustraction d'une plus grande quantité de la sérosité du sang par le fait d'une transpiration abondante, produit l'épaississement du sang et les différents accidents dont nous avons parlé, ces mêmes accidents peuvent encore être produits par l'épaississement du sang, indépendamment de toute soustraction d'une partie quelconque de la sérosité de ce liquide.

**De l'épaississement du sang dans le mécanisme de l'ivresse.**

Que se passe-t-il dans l'ivresse? Comment se produisent les phénomènes de l'exaltation qui précède cet état? Quelle est la cause de l'affaiblissement et de l'anéantissement complet des facultés intellectuelles et locomotrices? Comment se fait-il que parfois, surtout si l'ivresse est subite, l'individu soit frappé de mort?

Essayons de répondre à ces questions.

On sait que l'alcool contenu dans les spiritueux coagule l'albumine du blanc d'œuf dans l'opération du collage des vins.

Le sang contient de l'albumine; à mesure que les boissons alcooliques sont ingérées et absorbées pour être transportées dans la circulation, le mélange de ces boissons avec le sang et le contact des molécules alcooliques avec la partie albumineuse du sérum produisent le phénomène de coagulation de l'albumine dans des proportions qui augmentent avec la quantité de boissons alcooliques absorbées, et aussi en proportion de la richesse alcoolique des liquides que l'on boit.

La fluidité du sang diminue donc en raison directe de l'épaississement de ce liquide par l'effet de la coagulation de son albumine.

A la suite de l'excitation cérébrale déterminée par le premier degré d'épaississement alcoolique du sang, ce liquide circule avec une plus grande vitesse; mais le frottement qu'il exerce sur les parois des vaisseaux, et le frottement de ces globules entre eux, produisent un dégagement de calorique ou d'électricité qui détermine sur la substance cérébrale les phénomènes d'excitation. C'est cette excitation qui précède le premier degré de l'ivresse. Le cerveau excité envoie au cœur et à l'appareil locomoteur des courants de fluide électro-vital ou nerveux plus puissants, les forces sont décuplées, les facultés intellectuelles sont exaltées, l'esprit semble devenir plus vif.

Mais, à mesure que l'épaississement du sang augmente, que la circulation devient plus embarrassée et que son mouvement se ralentit, la dilatation congestive des petits vaisseaux se produit, le frottement électrogénique diminue, la substance cérébrale est comprimée dans les proportions de dilatation subie par les parois des vaisseaux; et à l'exaltation qui résultait de l'accélération du mouvement circulatoire et du frottement excitateur qui avait précédé l'ivresse, succèdent l'affaiblissement intellectuel, le défaut de coordination dans les idées; la langue s'embarrasse, la paralysie progressivement croissante s'étend à tout l'appareil musculaire de la vie animale et de la vie organique; le pouls devient mou et misérable, la prostration complète des forces se manifeste, et l'individu, pâle et froid, ne tarde pas à tomber dans cet état caractérisé par les mots ivre-mort.

Si ces différents phénomènes se sont développés dans

l'espace de quelques heures, c'est à la dilatation congestive survenue d'une manière relativement lente que l'on doit l'absence de rupture des vaisseaux ou l'absence d'apoplexie, et la possibilité d'arracher à leur état d'ivresse les individus qui en sont frappés.

Si des boissons alcooliques très fortes ont exercé leur action d'une manière rapide, l'épaississement du sang et la congestion cérébrale qui en résulte s'opèrent d'une manière brusque et frappent de mort ces individus, avant que les phénomènes d'ivresse aient eu le temps de se développer chez eux, et qu'on ait pu leur porter secours.

Personne n'ignore qu'il est possible de faire cesser assez rapidement les phénomènes de l'ivresse et la congestion cérébrale qui les produit, en donnant quelques gouttes d'ammoniaque dans un verre d'eau.

L'ammoniaque et les liquides alcalins jouissent de la propriété de liquéfier le sang dont la densité avait été augmentée ou l'épaississement produit par la coagulation alcoolique; le mélange des boissons alcalines avec le sang fluidifie de nouveau l'albumine coagulée et ramène ainsi le sang à son état de fluidité normale; la circulation se régularise dans les petits vaisseaux, et l'on voit disparaître la compression cérébrale qui produisait l'ivresse ou l'exaltation qui l'avait précédée.

C'est à ce mode d'action des boissons alcalines sur le sang épais du goutteux qu'il faut rattacher les modifications favorables que détermine l'eau de Vichy chez les malades qui en font usage.

Il était indispensable d'entrer dans les détails qui précèdent pour bien faire comprendre les accidents si graves qui résultent des brûlures superficielles, mais occupant une grande étendue et dont l'action vésicante, sur une grande surface de la peau, a pour effet, de soustraire des quantités considérables de sérosité à la masse générale du sang, et d'augmenter d'autant la densité de ce liquide, ou de diminuer sa fluidité dans des proportions mesurées par la quantité de sérosité perdue.

Il est vrai que dans les brûlures, l'épaississement du sang a lieu essentiellement par la perte d'une certaine quantité de sérosité plutôt que par un effet de coagulation albumineuse du liquide circulatoire. Cependant la coagulation de la partie albumineuse du sang, dans de certaines proportions, n'est pas étrangère aux accidents qui déterminent la mort, à la suite des brûlures superficielles sèches ou humides, soit que l'absorption d'une certaine quantité de calorique, dont l'action s'exerce sur la surface de la peau, ait produit ce phénomène, soit que la mort résulte de la formation du bioxyde ou du trioxyde de protéine qui se forme par le fait de la fièvre rapide survenant à la suite des brûlures.

C'est bien certainement à cette circonstance et surtout à l'insuffisance de l'oxygénation du sang qu'il faut attribuer les modifications physiques et chimiques que ce liquide subit à la suite des brûlures superficielles qui lui ont fait perdre une grande quantité de sérosité, ainsi que nous le verrons plus loin.

**Caractères anatomiques observés chez des individus morts à la suite de brûlures superficielles, occupant une grande étendue.**

Pendant que j'étais interne à l'hôpital Saint-Antoine, et à des époques ultérieures, ayant eu l'occasion de voir succomber dans l'espace de dix-huit à quarante-huit heures des individus qui avaient été victimes de brûlures étendues soit par l'action directe du feu, soit par l'action de liquides chargés de calorique, je fus frappé de la rapidité de la mort et de l'inutilité des moyens employés.

Deux de ces malades, recouverts de brûlures et d'ampoules formées sous l'influence de l'action de l'eau à une haute température dans laquelle ils s'étaient laissés tomber, moururent, l'un au bout de dix-sept à dix-huit heures, l'autre après vingt et quelques heures.

Ne pouvant m'expliquer des morts si rapides par l'excès de la douleur, j'en recherchai la cause, et le hasard me servit beaucoup mieux que n'auraient pu le faire les méditations les plus profondes.

A l'autopsie du premier cadavre, tous les viscères me présentèrent un caractère général d'aridité et de sécheresse des tissus qui me surprit grandement.

Le cerveau était plus ferme qu'à l'ordinaire ; il avait un degré d'humidité moindre, l'arachnoïde était plutôt sèche qu'humide ; le cerveau coupé par tranches offrait une ponctuation congestive très prononcée, formée par la section des petits vaisseaux gorgés d'un sang noir, épais et moins coulant sur la lame du scalpel que dans des conditions de mort étrangères à la brûlure ; il existait une sécheresse complète des parois des ventricules ; coloration rouge brun des plexus choroïdes.

Les plèvres étaient sèches et arides ; pas une goutte de liquide ne se trouvait dans leurs cavités.

Le cœur me présenta un caractère particulier que je n'avais alors jamais rencontré : les cavités droites de ce viscère étaient vides, point de sang noir coagulé ; le ventricule droit contenait seul une très petite quantité de liquide séro-sanguinolent et un tout petit caillot fibrineux mou et décoloré. En un mot l'aspect intérieur des deux cavités droites me présenta parfaitement l'état dans lequel on trouve ordinairement les cavités gauches.

Les cavités gauches du cœur étaient au contraire gorgées d'un sang brun, noirâtre, épais, coagulé, non fibrineux, et présentant parfaitement l'aspect et la consistance d'une gelée de groseilles trop cuite et d'une couleur brun marron foncé, légèrement glutineuse.

J'examinai les poumons ; ils étaient ratatinés et secs ; les artères bronchiques étaient congestionnées par un sang épais et ressemblant aussi à de la gelée. Le tissu du poumon offrait dans son ensemble un caractère de sécheresse; les veines bronchiques étaient vides de sang; les veines pulmonaires étaient gorgées de sang noir et gélatineux, en tout semblable à celui des cavités gauches du cœur; l'aorte était remplie de sang de même nature; la veine cave était presque vide, il s'y trouvait une très petite quantité de liquide séro-sanguinolent; les artères crurales, poplitées, brachiales étaient remplies d'un sang ayant la consistance de la gelée, ce liquide était semblable à celui des cavités gauches du cœur; les veines correspondantes étaient presque vides.

Le péritoine avait l'aspect des plèvres; l'estomac et les intestins étaient secs et parcheminés, leur surface extérieure présentait des arborisations artérielles renfermant un sang aussi gélatineux. A l'intérieur les papilles étaient sèches et brunâtres; le foie, coupé par tranches, offrait aussi une aridité remarquable; la veine porte était vide ainsi que ses ramifications hépatiques; les artères étaient gorgées d'un sang présentant le caractère déjà décrit.

Point de liquide dans la vessie; les reins ont un caractère de sécheresse bien prononcé; les artères contiennent du sang, les veines sont vides.

Surpris par des faits anatomiques aussi peu ordinaires, et ne me rappelant pas avoir jamais rien vu de semblable dans les nombreuses autopsies que j'avais précédemment pratiquées, je pris avec soin note de tous ces faits. Quelque temps après, le second malade dont j'ai parlé fut apporté à l'hôpital et succomba au bout de vingt et quelques heures. Le lendemain je fis part à M. Bérard des observations que m'avait fournies l'autopsie précédente.

M. Bérard m'exprima nettement son incrédulité sur les causes de la mort à la suite des brûlures superficielles dont je lui expliquai le mécanisme : l'occasion était trop belle pour la laisser perdre; je le priai de se rendre avec moi à l'amphithéâtre de l'hôpital pour assister à l'ouverture du cadavre de la seconde victime des brûlures, soumis à notre observation.

Cet individu était brasseur et s'était laissé choir dans une cuve d'eau bouillante, les circonstances étaient identiquement les mêmes, et comme j'avais surtout fixé l'attention de M. Bérard sur les faits non ordinaires de la présence de caillots sanguins gélatiniformes dans les cavités gauches du cœur et dans les artères, et de l'absence presque complète de sang dans les cavités droites et dans les veines, je voulus en débutant prouver ce fait à M. Bérard.

Je fis une incision dans la région crurale, j'ouvris l'artère crurale dans une étendue de deux pouces environ, et il sortit aussitôt de ce vaisseau un caillot gélatiniforme à reflets brunâtres, légèrement fluide, qui recouvrit l'incision cutanée, et dont l'abondance fit croire à M. Bérard que j'avais ouvert la veine crurale.

Je fus heureux de cette incrédulité; aussitôt je disséquai sur le membre opposé et j'isolai entièrement l'artère et la veine crurales; puis, passant un stylet sous l'artère, de manière à rendre toute espèce de doute impossible, je fis une large incision à ce vaisseau qui laissa aussitôt échapper un caillot semblable à celui qui était sorti de l'artère du membre opposé.

Après avoir épongé le caillot de sang, j'isolai également la veine crurale, je l'ouvris et nous en trouvâmes la cavité vide.

Cette démonstration ne laissa aucun doute dans l'esprit de M. Bérard ; nous procédâmes à l'examen du cœur, des gros vaisseaux et de tous les viscères ; le résultat se trouva presque semblable à celui qui m'avait été fourni par l'autopsie précédemment décrite.

Une seule différence me parut exister dans la densité comparative des caillots fournis par l'examen du premier cadavre et ceux fournis par le second sujet soumis à mon observation.

Les caillots dans le second cas étaient gélatiniformes, brun marron, à reflets métalliques comme dans le premier sujet, mais ils étaient moins denses et d'une consistance qui se rapprochait davantage de celle d'un sirop très épais et gluant.

Je trouvai aussi moins d'aridité dans les viscères coupés par tranches, et je m'en rendis compte par la différence de consistance du sang, plus grande dans le premier cadavre que dans le second ; je dus alors naturellement expliquer ce fait par cette circonstance, que le premier individu brûlé avait vécu moins longtemps que le second dont le sang était un peu moins épais.

La cause de la mort rapide à la suite des brûlures superficielles et largement vésicantes parut tout à fait évidente à M. Bérard, et je reproduis, telle que je la donnai à ce professeur, la théorie du mécanisme de la mort, duquel je fis découler le traitement qui seul me semblait avoir quelques chances de succès, dans des conditions de brûlure par l'eau ou par le feu ayant produit des effets semblables au point de vue de la vésication et de l'épaississement du sang.

Plus tard des résultats complétement heureux obtenus sous les yeux de M. Bérard, dans des cas de brûlures largement vésicantes, vinrent confirmer la valeur de mes déductions thérapeutiques en faveur de deux malades dont M. Bérard, avec sa bonté ordinaire, voulut bien m'abandonner la direction.

Des observations anatomiques recueillies sur le cadavre, il résultait évidemment la démonstration d'une altération des conditions normales du sang, soit relativement à la quantité de ce liquide, soit relativement à ses qualités. S'il est incontestable qu'une certaine quantité de sang soit nécessaire à la circulation, aux phénomènes de nutrition et d'excitation que ce liquide détermine sur les organes et en particulier sur le système nerveux, il n'est pas moins certain que l'insuffisance de la masse générale du sang résultant de la soustraction d'une grande quantité de ce liquide doit produire une perturbation très sensible dans le mécanisme circulatoire; mais cette perturbation sera surtout considérablement aggravée par la complication qui résultera de l'épaississement du sang et de sa condensation par le fait de la soustraction d'une certaine quantité de sa partie séreuse.

Il est évident que la condensation ou l'épaississement du liquide circulatoire est l'effet de la soustraction ou de la perte d'une certaine quantité de la partie la plus fluide du sang; et c'est un fait qui, joint à la diminution de la masse générale du sang, vient constituer un obstacle nouveau à la circulation de ce liquide.

### Mécanisme de la syncope.

Que se passe-t-il dans ces deux conditions : diminution dans la masse générale du sang ; épaississement sirupeux de ce liquide, étudiées au point de vue du mécanisme circulatoire ?

On sait que des quantités variables de sang peuvent être enlevées, sans nuire autrement aux phénomènes de la vie qu'en produisant un certain degré d'affaiblissement; cet affaiblissement peut, par une soustraction plus grande de liquide, être porté jusqu'à la syncope. La syncope se prolongera plus ou moins longtemps, d'une part suivant la quantité de sang enlevé, la durée de l'état d'excitation normale produite par la circulation sur le système nerveux, la lenteur du mouvement circulatoire ou la suspension de ce mouvement dans les infiniment petits vaisseaux du cerveau ; et d'autre part, suivant le temps nécessaire aux parois des vaisseaux artériels et veineux pour se contracter sur elles-mêmes et s'appliquer de nouveau avec une certaine force sur la colonne liquide que ces vaisseaux renferment; il faut en effet une pression soutenue des parois des vaisseaux sur le sang pour donner un certain degré de vitesse à la colonne liquide dont le mouvement s'était ralenti par le fait de la diminution de quantité de la masse du sang, eu égard à la capacité des vaisseaux avant la soustraction.

On sait que les liquides circulent d'autant plus rapidement qu'ils sont contenus dans des vaisseaux plus étroits, ou que le rapport entre la capacité des vaisseaux contenants et la quantité du liquide contenu se trouve plus parfait : plus le lit d'une rivière est étroit, plus le courant devient rapide.

Pour faire cesser la syncope qui succède à une forte saignée, il faut que les parois des vaisseaux aient le temps de se contracter pour exercer sur la colonne sanguine une pression latérale suffisante. Cette pression diminue la capacité relativement à la masse liquide contenue, et fait revenir au cœur et au cerveau une quantité de sang assez considérable pour stimuler ce viscère.

Le cerveau excité par la colonne sanguine envoie au cœur des courants qui le stimulent, et celui-ci en se contractant dirige sur le cerveau et tout l'organisme son liquide excitateur.

Le sang revient alors en masses plus abondantes de tous les organes au cœur, du cœur il s'élance aux poumons, des poumons il revient au cœur, et de ce viscère il est porté à tous les organes. C'est par le fait de la constriction des parois des vaisseaux sur elles-mêmes et du rétablissement de la pression normale de ces parois sur le sang, que l'harmonie circulatoire est rétablie.

La contraction des parois vasculaires est indispensable pour résister à la force *à tergo* qui tend à dilater les vaisseaux.

Le coup de piston, produit par la contraction du ventricule gauche du cœur, épuiserait sa puissance dans un mécanisme de dilatation latérale des parois vasculaires, au détriment du mouvement progressif du sang, suivant l'axe de chacun des vaisseaux qu'il doit parcourir, si les parois des vaisseaux cédaient à la pression exercée sur elles. La réaction des parois artérielles, combinée à la force d'impulsion du cœur, produit le pouls.

Pendant la syncope, tout moyen qui tend à exciter la sensibilité et la contractilité devient favorable à la circulation, en produisant le resserrement des vaisseaux, comme on le voit par l'action de l'eau froide fouettant brusquement le visage, sous forme de pluie.

Sous l'influence des frictions sur les membres ou par tout autre moyen excitateur appliqué médiatement au système nerveux ou au système musculaire, mais surtout par l'action constrictive du froid à la surface du corps, de l'air froid sur les poumons, on voit la constriction des vaisseaux périphériques ou pulmonaires pousser le sang de l'extérieur à l'intérieur, des petits vaisseaux dans les gros, du poumon au cœur. Les phénomènes de syncope cessent; les battements du cœur deviennent plus forts; la sensibilité et le sentiment reparaissent; le sang revient colorer le visage; la chaleur succède au froid dans les extrémités; alors l'harmonie circulatoire résulte de la prêssion tonique des parois des vaisseaux sur les liquides, pression ou résistance indispensable au développement effectif de la force *à tergo* sur la colonne de sang que les vaisseaux contiennent.

Si la quantité de liquide soustraite a été trop abondante et que la constriction des parois des vaisseaux ne soit pas assez grande pour exercer une pression efficace sur la colonne liquide, il existe, sinon un vide dans l'appareil circulatoire, mais au moins une flaccidité des parois des vaisseaux insuffisante pour résister à la force *à tergo*, elles cèdent à son effet latéral; le mouvement circulatoire est ralenti comme le cours d'une rivière dont le lit est trop large, le sang revient trop lentement au cœur, et ce ralentissement dans la vitesse du sang rend le pouls mou, lent, faible; l'excitation nerveuse est elle-même insuffisante. La syncope persiste.

Le cœur peut encore éprouver quelques faibles contractions, mais les ondées sanguines qui lui arrivent sont impuissantes à dilater ses cavités; et, à mesure que les contractions du cœur deviennent plus faibles, le cerveau est de moins en moins stimulé par le sang; les courants excitateurs qu'il envoyait, au cœur sous l'influence du sang qu'il en recevait, s'annihilent et le cœur ne tarde pas à cesser de battre; c'est ainsi que la vie disparaît.

Voici les conséquences naturelles de l'extraction d'une certaine quantité de sang, des vaisseaux qui le contiennent; mais lorsque le sang, au lieu de s'écouler en nature hors de ses vaisseaux, est modifié dans ses conditions physiques de fluidité par la soustraction accidentelle et rapide de sa sérosité ou de sa partie la plus liquide, les accidents circulatoires qui en résultent et qui déterminent la mort produisent cet effet par un mécanisme différent.

Si l'on ouvre le cadavre d'un homme qui a succombé à une hémorrhagie, on trouve les vaisseaux moins volumineux, ils sont rétractés jusqu'à la dernière limite de la puissance de contractilité organique dont ils jouissent; mais dans ce cas même que nous prenons comme exagération du fait, on trouve encore du sang dans les veines et dans les cavités droites du cœur. Ce sang a conservé ses conditions de fluidité jusqu'à la mort; et lors des dernières contractions du cœur et des artères, une certaine quantité de ce liquide a encore pu décrire son cercle naturel : passer des vaisseaux artériels dans les veines et revenir au cœur, mais en quantité trop insuffisante pour dilater ses cavités et exciter la contraction de ses parois; car, à mesure que les battements du cœur envoyaient une plus faible quantité de sang au cerveau, le cerveau diminuait graduellement la production du fluide nerveux qu'il envoie au cœur; le cœur cessait de battre et la mort avait lieu.

### Du mécanisme de la mort à la suite des brûlures largement vésicantes.

Dans le mécanisme de la mort qui survient à la suite de la soustraction d'une grande quantité de la sérosité du sang, comme cela a lieu surtout à la suite des brûlures largement vésicantes, à mesure qu'une quantité de sérosité plus considérable est rejetée au dehors, le sang devient plus épais, il circule avec plus de difficulté ; alors le cœur se contracte avec énergie, les parois des vaisseaux se resserrent pour concourir, avec la force *à tergo*, à vaincre la résistance que présentent les parois des petits vaisseaux à subir une dilatation assez exagérée pour permettre au sang épaissi de circuler dans leur capacité.

Bientôt l'épaississement du sang devient plus considérable ; ce liquide, ayant acquis une consistance sirupeuse légèrement gluante, adhère aux parois des petits vaisseaux ; il les engorge et les obstrue ; alors la puissance de contraction du cœur et la contractilité organique des artères commencent à s'affaiblir, et elles ne tardent pas à s'épuiser en vains efforts pour surmonter l'obstacle infranchissable que présentent les petits vaisseaux artériels au passage du sang dans les veines.

La contractilité organique des veines pousse jusqu'au cœur la partie du sang la plus fluide qui était parvenue dans leurs cavités. Le cœur chasse le sang dans l'artère pulmonaire ; de celle-ci le liquide passe dans les veines après avoir subi une oxygénation incomplète dans le tissu des poumons ; les veines pulmonaires usent, dans un concours suprême, leurs derniers efforts pour reporter le sang au cœur ; le ventricule gauche se contracte en vain pour se débarrasser du sang qu'il reçoit de son oreillette ; le tronc aortique est engorgé, les cavités gauches sont remplies de sang épais expulsé du poumon dans les derniers efforts respiratoires, ou parvenu dans les veines pulmonaires par les dernières contractions de l'artère pulmonaire et du ventricule droit ; les cavités gauches et les gros troncs artériels, gorgés de sang, ne peuvent recevoir les dernières ondées qui arrivent des veines pulmonaires, et celles-ci restent engorgées par refoulement, pendant que les cavités droites du cœur, ne recevant plus de sang du système veineux, se contractent à vide. Il est hors de doute que cette dernière série de phénomènes, à partir de l'obstruction des capillaires artériels jusqu'à l'engorgement des cavités gauches du cœur, ne peut durer que quelques instants.

Ainsi les cavités gauches du cœur ont perdu leur puissance de contraction et n'ont pu se débarrasser du sang qu'elles contiennent :

Soit que les artères ne puissent admettre une quantité plus considérable de liquide par suite de l'engorgement circulatoire qui, ayant commencé aux extrémités artérielles, a gagné les gros vaisseaux jusqu'au cœur, et a rendu tout mouvement de la colonne sanguine impossible dans le système artériel ;

Soit que la colonne sanguine, n'arrivant plus des artères dans les veines, la congestion cérébrale artérielle entraîne une suspension du frottement circulatoire; alors le fluide nerveux n'est plus formé. Le cerveau se trouve, par rapport au cœur, dans les conditions d'une pile inactive, et partant impuissante à envoyer les courants aux appareils divers auxquels correspondent ses fils. Le cœur ne reçoit donc plus du cerveau son courant électro-moteur, il cesse de se contracter et ainsi s'éteint la vie.

Mais dans le cas de mort à la suite des brûlures, est-ce par le cœur que la mort commence, ou bien est-ce par le cerveau?

Nous voyons les extrémités artérielles, empâtées par un sang trop épais, s'obstruer à mesure que le sang s'épaissit, à ce point que le sang ne peut plus passer des artères dans les veines; alors nécessairement les dernières ondées sanguines parvenues dans les veines, subissent la pression tonique des parois du système veineux; elles arrivent au cœur après avoir arrosé le poumon; le cœur se contracte; mais le système artériel ne pouvant pas recevoir une ondée nouvelle, celle-ci dilate le ventricule gauche; l'oreillette et par refoulement les veines pulmonaires, cependant le ventricule droit se contracte presque à vide pour chasser quelques faibles ondées de sang veineux dans l'artère pulmonaire et à son tour, ce vaisseau se resserre sur la colonne sanguine pour la faire passer dans les veines pulmonaires.

De ce mécanisme je crois devoir conclure que la mort saisit le malade au cœur par le ventricule gauche qui le premier, ayant ses parois distendues outre mesure, est mis dans l'impossibilité de se contracter; tandis que le ventricule droit aspire encore quelques ondées sanguines par son mouvement de diastole, puis meurt sans doute en se contractant à vide.

Mais si le cœur est engorgé à gauche et vide à droite; si le courant circulatoire est interrompu, si le sang n'arrive plus dans les veines, il est évident que le liquide excitateur manque au cerveau et que ce viscère ne peut plus envoyer de courant au cœur. La mort est alors bien complète.

Le cerveau ne cesse de dégager du fluide nerveux que lorsque l'élément excitateur de la pile cérébrale, le sang, vient à lui manquer. Ce phénomène peut être momentanément suspendu et se rétablir ensuite parfaitement, comme on le voit dans la syncope. Mais si le sang n'est plus renvoyé du cœur au cerveau pour déterminer, sur l'appareil cérébral, l'excitation nécessaire à la production du fluide cérébral, le cerveau cesse de fonctionner; et la vie ne disparaît chez lui que comme conséquence de l'arrêt dans le mouvement circulatoire déterminé par l'obstruction des vaisseaux artériels capillaires. C'est donc à l'impuissance du cœur à vaincre l'obstacle qui existe à la circulation générale ainsi qu'à la circulation cérébrale, qu'il faut attribuer la mort; c'est bien par le cœur que les individus brûlés succombent, la mort cérébrale n'étant que la conséquence de la mort cardiaque qu'elle vient confirmer.

Il est évident que les caractères anatomiques que j'ai décrits plus haut, et que l'on trouve dans les cadavres des individus qui ont succombé peu de temps après des brûlures largement vésicantes, se sont formés pendant les derniers instants de la vie par le mécanisme que je viens d'indiquer. C'est bien là véritablement la cause des morts si nombreuses et si promptes qui surviennent à la suite des brûlures superficielles et largement vésicantes.

Il est incontestable que la perte de sérosité subie par le sang est la cause de son épaississement; de même que l'épaississement du sang ainsi produit devient à son tour, ainsi que deux faits me l'ont prouvé, la cause producductrice des obstacles à la circulation de ce liquide dans les vaisseaux capillaires artériels, et à son passage des artères dans les veines pendant la vie. Il n'est pas moins certain que c'est au mécanisme décrit qu'il faut attribuer la présence des caillots gélatiniformes dans les cavités gauches du cœur et dans les artères, pendant que les veines des cavités droites ne contiennent qu'une très petite quantité d'un liquide séro-sanguinolent.

La quantité de sérosité sanguinolente contenue dans les veines m'a paru en rapport inverse de la densité du sang contenu dans les artères.

Dans les deux cas que j'ai cités, la sérosité était en quantité moindre chez l'individu qui succomba au bout de quelques heures et chez lequel les caillots artériels avaient plus de densité. La sérosité sanguinolente était au contraire plus abondante dans les veines du cadavre de l'individu mort au bout de vingt et quelques heures, dans le cœur et les artères duquel je trouvai des caillots moins denses et le sang d'une consistance sirupeuse. Cette sérosité me paraissait avoir été exprimée par la pression exercée par les parois artérielles des petits vaisseaux, sur les caillots qu'ils renfermaient. Comprimés par l'action contractile des parois artérielles, sur toute la longueur de l'arbre circulatoire, les caillots laissaient échapper la partie la plus fluide du sang, le sérum. Ce liquide, moins dense que le sang, filtrait entre les caillots et les parois des vaisseaux, pour franchir les obstacles existant dans les vaisseaux capillaires, puis, être poussé, des artérioles dans les veinules, et de celles-ci, se perdre, en quantités insensibles, dans la capacité vide du système veineux.

C'est ainsi que s'explique, pour moi, la présence de cette petite quantité de sérosité sanguinolente trouvée dans les veines.

On ne s'étonnera pas de la minime quantité de sérosité contenue dans le système veineux, lorsqu'on se rappellera que c'est à des pertes considérables de sérosité, rejetée hors des vaisseaux, dans la formation des ampoules, que le sang doit son épaississement et son défaut de fluidité.

C'est donc à la difficulté ou à l'impossibilité du passage du sang, des rameaux aortiques dans les veines correspondantes, qu'il faut attribuer la mort. Nous verrons plus tard cette vérité être confirmée par les résultats favorables d'un traitement, dont les bases reposent entièrement sur les données anatomiques que nous avons développées, et sur l'appréciation anatomo-pathologique des causes réelles de la mort.

**Traitement des brûlures superficielles susceptibles de donner la mort.**

Est-il possible de prévenir la mort dans ces cas de brûlures, superficielles très étendues, que l'on voit, chaque jour, survenir à la suite de la combustion de vêtements, ou à la suite de brûlures par l'action de liquides chargés de calorique?

Je crois pouvoir répondre affirmativement, et l'importance du sujet me semble tellement digne de fixer l'attention des médecins et du public étranger à la médecine, que je n'hésite pas à sacrifier la partie scientifique de ce travail à la question d'humanité.

C'est mû par ce sentiment, que je me décide aujourd'hui, au milieu de préoccupations douloureuses pour moi, à faire connaître les bases sur lesquelles reposent mes convictions.

La cause de la mort n'étant plus une inconnue, jetons un coup d'œil rapide sur la conduite que l'on doit tenir dans le traitement des brûlures.

Les indications à remplir dans le traitement des brûlures largement vésicantes, découlent tout naturellement des caractères anatomo-pathologiques dont le développement devient, si rapidement et si fréquemment, une cause de mort.

Or, les moyens à employer pour prévenir ou pour combattre les accidents mortels à la suite des brûlures, moyens qui nous ont donné un résultat entièrement favorable chez deux malades brûlés de la tête aux pieds, ces moyens doivent se rattacher à trois ordres de faits :

1° Augmenter la masse du liquide circulatoire, rendue insuffisante par la formation des ampoules ;

2° Fluidifier chimiquement le sang épaissi ;

3° Arrêter l'exosmose qui constitue la vésication.

C'est en remplissant ces trois indications que l'on parviendra à prévenir la mort.

Les moyens que je conseille d'employer se rapportent donc à ces trois conditions, qu'ils tendent à remplir de la manière la plus complète.

Le premier moyen à employer, dans tous les cas donnés de brûlure superficielle et étendue, sera de plonger le malade dans un bain d'eau pure, ou dans un bain chargé d'une décoction de fleur de tilleul. Ce bain sera à 28 ou 30 degrés centigrades; il est essentiel d'y maintenir le malade pendant dix, douze ou quatorze heures, en ayant soin d'entretenir la température du bain de manière qu'elle ne dépasse pas le degré indiqué.

La pression de la colonne liquide sur la peau, étant plus forte que celle de la colonne d'air, l'exsudation sera moins forte d'une part; et d'autre part, l'absorption par la peau, ayant lieu dans le bain, le sang augmentera de quantité, dans des proportions mesurées par la quantité du liquide absorbé.

Pendant que le malade sera plongé dans le bain, on lui fera prendre des boissons légèrement diurétiques ou émollientes, et l'on excitera le malade à une consommation de ces liquides, aussi grande que possible.

Des lavements seront administrés; on fera respirer au malade des vapeurs d'eau émolliente; on fera des injections de même nature dans la vessie; si le malade est très faible, d'une constitution lymphatique ou chlorotique, il sera bien de lui donner quelques bouillons de poulet ou des bouillons plus fortifiants.

Pour remplir la seconde indication, c'est-à-dire pour augmenter autant que possible la fluidité du sang, on remplacera les bains de tilleul ou de fleur de sureau, par des bains alcalins; on fera prendre des boissons alcalines (eau de Vichy); on donnera des lavements chargés de bicarbonate de soude; les liquides injectés dans la vessie seront de même nature.

Si le malade est d'une constitution pléthorique, il faut donner aux bains, aux boissons et aux lavements, un degré d'alcalinité plus élevé; car il est bien évident qu'entre deux individus, l'un pléthorique et l'autre chlorotique ou lymphatique, à perte égale de sérosité, les accidents seront plus graves chez le pléthorique que chez celui dont le sang est d'une fluidité plus grande.

La prescription des bains, des boissons, des lavements et des inspirations, simples ou alcalines, devra, comme on peut facilement le comprendre, remplir les deux premières indications; c'est-à-dire, pour la première, augmenter la masse du liquide circulatoire, par l'absorption gastro-intestinale, ainsi que par l'absorption cutanée et pulmonaire; et pour la seconde, contribuer à fluidifier le sang par l'action chimique qu'exerceront, sur ce liquide, les substances alcalines contenues dans les boissons, bains, injections, ou vapeurs respirées.

Ainsi, en mélangeant, aux liquides soumis à l'absorption, des substances alcalines, on remplira la seconde indication, on fluidifiera chimiquement le sang.

S'il existe des accidents nerveux, il sera utile d'ajouter au bain une forte décoction de fleur de tilleul, et de faire prendre au malade quelques tasses d'infusion légère de valériane.

La troisième indication, qui consiste à diminuer autant que possible l'action vésicante, sera remplie de la manière suivante :

A la sortie du bain, après avoir ouvert les ampoules, on recouvrira toutes les régions malades, avec des linges fins enduits de cérat très légèrement saturné, par-dessus lesquels on appliquera des feuilles de ouate, très épaisses et très douces, pour protéger ces régions.

Afin d'augmenter mécaniquement la masse du sang dans les organes centraux, il sera bon de maintenir le pansement précédent, surtout autour des membres, par l'application d'un bandage roulé qui, partant des extrémités, exercera sur les membres une pression ascendante douce et progressivement moindre.

Il est bien entendu que la compression ainsi exercée doit être, partout où elle est appliquée, assez modérée pour diminuer, dans certaines proportions, la quantité du sang circulant dans les vaisseaux périphériques ou superficiels, sans cependant qu'elle soit assez forte pour intercepter ou pour porter obstacle à la circulation.

Des affusions d'eau, à la température de 10 à 12 degrés, seront faites sur l'ensemble de l'appareil, de manière à augmenter, par leur action réfrigérante, la concentration du sang dans les viscères splanchniques, et à diminuer sa quantité dans les vaisseaux cutanés.

Par ce mécanisme le sang, légèrement refoulé des extrémités au centre, se trouvera en quantité suffisante pour fournir aux besoins de la vie dans les organes centraux ; tandis que sa masse totale augmentera, à chaque instant, dans des proportions mesurées par les quantités de liquide absorbé par toutes les surfaces cutanées ou muqueuses ; le mouvement circulatoire s'harmonisera, non-seulement dans les organes essentiels à la vie, mais encore dans tous les organes secondaires.

Pendant ou après le bain, on ne devra jamais négliger de faire prendre des quantités de boissons aussi considérables que possible, de donner des lavements, de faire respirer des vapeurs émollientes ou alcalines. Il ne faudra pas oublier d'injecter dans la vessie des liquides de même nature, à une température de 26 à 28 degrés centigrades.

Un nouveau bain sera donné chaque jour, dans les mêmes conditions, et on le prolongera d'une heure à deux heures de moins, à chaque fois.

Pour rendre moins douloureux l'enlèvement des linges enduits de cérat ou de toute autre substance, on fera ce pansement dans le bain, quelque temps après l'immersion du malade dans l'eau; on aura soin de renouveler l'eau insensiblement, en diminuant progressivement sa température, depuis 30 ou 28 degrés centigrades jusqu'à 26 ou 24 degrés.

Après dix ou douze heures de séjour dans l'eau, on devra renouveler le pansement précédemment indiqué, ou le faire dans le bain lui-même, surtout si les brûlures existent sur les membres.

Les bandages circulaires seront, chaque jour, appliqués de manière à exercer une pression moindre, et, après cinq à six jours, on pourra les supprimer entièrement; alors aussi on diminuera ou on supprimera les quantités de cérat de Saturne, pour les remplacer par du cérat simple ou très légèrement opiacé, ou par du cérat mélangé à de l'eau de chaux. On devra continuer à recouvrir ce pansement de ouate douce, renouvelée chaque jour jusqu'à la guérison complète. Les affusions froides seront supprimées le troisième jour ou le second, si le pansement a lieu dans le bain.

Dès le troisième jour, on donnera plusieurs fois dans

les vingt-quatre heures, des bouillons successivement plus nourrissants, jusqu'à ce que l'état du malade lui permette une nourriture plus substantielle.

S'il existe, sur la surface du corps ou des membres, des brûlures ulcéreuses ou escharoïdes, on les traitera suivant les méthodes ordinaires ; notre but, dans ce travail, se bornant à fournir les indications thérapeutiques qui doivent remédier, le plus promptement et de la manière la plus efficace, aux altérations que le sang a subies dans sa quantité, ou dans ses conditions chimiques, et à la suite desquelles son insuffisance, au point de vue de la quantité, et son épaississement peuvent entraîner la mort plus ou moins prompte.

En résumé, les brûlures très étendues et superficielles peuvent causer la mort au bout de douze, vingt-quatre ou quarante-huit heures, quelquefois après quelques jours.

La cause de la mort étant, bien certainement, due à la perte du sérum, à l'insuffisance du sang dans sa quantité et à l'altération de ce liquide dans sa fluidité, les moyens que je viens de décrire et qui m'ont donné, dans deux circonstances entièrement désespérées, un résultat complétement satisfaisant, me semblent être les moyens les plus rationnels et les plus certains pour rétablir promptement la régularité et l'ordre, dans le mécanisme de la circulation ; on préviendra ainsi les accidents mortels qui surviennent si fréquemment, à la suite des brûlures qui font le sujet de ce travail.

C'est donc, comme on le voit, de la découverte des caractères anatomiques, effets incontestables des accidents mortels, et de l'étude physiologico-pathologique du mécanisme de la mort, que découlent les appréciations thérapeutiques qui peuvent et qui doivent conserver la vie.

**Problème de médecine légale relatif aux brûlures.**

Qu'il me soit permis maintenant de faire une excursion sur le terrain médico-légal qui, j'en ai la conviction, s'enrichira de données précieuses puisées, dans les caractères anatomiques que j'ai décrits, ou dans l'analyse chimique du sang des individus qui ont subi l'action du feu.

Après un incendie, il n'est pas rare de trouver, dans les décombres, un ou plusieurs cadavres plus ou moins gravement atteints par le feu, soit que les individus auxquels ils appartiennent aient été surpris par l'action du feu, soit que l'incendie ait été allumé pour soustraire aux recherches de la justice les traces d'un assassinat.

Il nous semble utile de jeter un coup d'œil rapide sur ces deux questions, et de chercher à les élucider, dans l'intérêt de la société, et aussi dans l'intérêt du prévenu, qui peut être accusé à tort d'avoir été l'auteur de l'incendie, ou l'auteur d'un assassinat.

Un incendie a lieu; un cadavre plus ou moins carbonisé est découvert; des soupçons de vol ou d'assassinat s'élèvent dans l'esprit des magistrats chargés de l'enquête; la suspicion plane sur un individu; des circonstances font supposer qu'un assassinat a été commis, par esprit de vengeance, pour opérer un vol; les preuves morales s'accumulent et peuvent porter à croire à la culpabilité de l'individu soupçonné.

Tout semble confirmer l'existence d'un assassinat ayant précédé l'incendie; il peut cependant en être autrement; car, entre les probabilités plus ou moins nombreuses, peut-être fatalement aggravées par les antécédents déplorables de l'accusé d'une part, et d'autre part, la preuve évidente que l'individu dont on a trouvé le cadavre après l'incendie, n'est pas mort par l'action du feu, il existe une lacune qui peut avoir pour conséquence la condamnation d'un innocent, ou la mise en liberté d'un coupable.

Est-il possible, dans ces circonstances, d'arriver à faire jaillir la lumière, et à rendre la vérité palpable, au milieu des difficultés qui peuvent compliquer la situation?

Je crois la solution de ce problème possible; cette solution gît dans l'existence ou dans l'absence des caractères anatomiques que j'ai observés, dans les deux autopsies précédemment décrites : autopsies corroborées par l'étude faite par moi sur les cadavres des victimes de la catastrophe du chemin de fer de la rive gauche de Paris à Versailles.

On retrouvera ces mêmes caractères dans les cadavres des individus qui auront perdu la vie par l'action directe du feu, tandis que, dans les cadavres des individus qui auront succombé à tout autre genre de mort, les caractères anatomiques ne seront plus les mêmes.

Résumons-nous : les caractères anatomiques diffèrent essentiellement, suivant que l'action du feu s'est exercée sur le cadavre d'un individu dont la mort a été étrangère à l'action du feu, ou suivant que l'action du feu s'est exercée sur l'individu vivant et a déterminé sa mort.

Dans le premier cas, les caractères anatomiques varieront suivant le genre de mort étranger à l'action du feu, et l'on trouvera des caractères particuliers, se rattachant spécialement au genre de mort auquel la victime aura succombé; mais dans ce cas, la circonstance essentielle et déterminante, celle sur laquelle le jugement sera basé, se trouvera dans l'absence des caractères anatomiques, particuliers au genre de mort déterminé par l'action du feu.

Je crois la vérité facile à démontrer lorsque le cadavre n'a pas subi d'altérations profondes par l'action du feu.

Mais ce sera surtout dans les circonstances où un certain degré de carbonisation du cadavre rendra toute certitude impossible ou incomplète, que le moyen d'investigation que j'indique sera précieux; et, bien qu'on ne puisse pas déterminer le genre particulier de mort qui peut avoir eu lieu, en dehors de l'action du feu, on ne sera pas moins asssuré, en procédant de la manière indiquée, d'arriver à la certitude que la mort a été, ou n'a pas été déterminée par la combustion.

Si, dans le cadavre soumis aux investigations de la justice, on trouve du sang dans les cavités gauches du cœur et dans tout le système artériel, alors que les cavités droites et le système veineux sont à peu près vides; — si le sang trouvé dans les vaisseaux artériels présente les caractères physiques précédemment décrits, brun rougeâtre, ou noirâtre, suivant le degré de combustion, reflets métalliques, consistance gélatiliforme ou sirupeuse, état légèrement glutineux, alors on pourra être convaincu que, pendant les derniers instants de la vie, la circulation est devenue impossible dans les vaisseaux capillaires, et le sang, modifié dans sa constitution physique et chimique, s'est accumulé dans le système artériel et les cavités gauches du cœur. Cette circonstance presque unique est, je crois, toute particulière au genre de mort occasionné par la combustion ou par la brûlure humide largement vésicante.

Je n'ai pas eu occasion de faire soumettre à une analyse chimique le sang artériel trouvé dans les cadavres d'individus qui avaient succombé à l'action du feu; j'appellerai donc l'attention des chirurgiens et des chimistes sur cette question, persuadé que je suis que, des conditions physiques et chimiques spéciales du sang trouvé dans les artères, découle la certitude de la mort produite par l'action directe du feu. Une seule objection pourrait, je crois, être faite, c'est la suivante : un homme aurait pu avoir été jeté dans une cuve d'eau chaude, avoir des brûlures largement vésicantes, mourir au bout de quelques heures, puis être en partie carbonisé; dans ce cas, tous les caractères de la mort, par l'action directe du feu, se retrouveraient sur le cadavre, quoique l'action directe du feu ait été étrangère à la mort survenue sous l'influence de l'eau chaude.

Si, après avoir posé d'une manière certaine les bases chimiques du sang d'individus ou d'animaux morts à la suite de brûlures, on étudie au microscope leur sang, comparativement à celui d'individus ou d'animaux dont la mort a été étrangère à l'action du feu, on aura des données certaines, et l'erreur ne sera plus possible.

Ce sera surtout, dans les cas de carbonisation presque générale du cadavre, alors que quelques parcelles seulement des chairs ou des organes splanchniques auront échappé à la carbonisation, que l'analyse chimique du sang et l'étude microscopique du liquide contenu dans les petits vaisseaux de ces lambeaux, donneront un résultat dont l'importance sera incontestable, comme les caractères anatomiques précédemment signalés. La présence du sang, *en caillots dans les artères*, est la cause certaine de la mort par l'action directe ou indirecte du feu. Il sera donc toujours possible de reconnaître à la loupe si le sang est contenu dans les artérioles et non dans les veinules; et, s'il présente les caractères du sang trouvé dans les vaisseaux artériels des individus qui ont succombé à l'action du feu, alors le doute ne sera plus possible, sauf l'exception citée plus haut.

Il est bien évident que, si des caillots de sang sont

trouvés dans les petites artères de l'un de ces lambeaux, et que ce sang présente à la loupe et à l'analyse chimique des résultats identiques avec ceux fournis par l'analyse du sang des caillots artériels, étudiés comme base de comparaison chez les individus brûlés, l'individu auquel appartient le lambeau qui a donné de semblables résultats, a succombé par l'action directe du feu.

Si, au contraire, les lambeaux soumis à l'étude font reconnaître l'existence de caillots sanguins dans les veines seulement, et l'absence de caillots caractéristiques dans les artères; si le sang, trouvé dans les veines et soumis à la loupe et à l'analyse chimique, donne des résultats identiques avec le sang fourni par des portions de viscères ou de muscles, pris sur le cadavre d'individus qui ont succombé à un genre de mort étranger à l'action du feu, il est bien évident que l'individu dont le cadavre a été trouvé après un incendie, avait succombé à un genre de mort tout autre que celui qui est occasionné par la combustion, ou par l'action de liquides chargés de calorique.

Je ne fais qu'indiquer ces deux caractères, afin d'ouvrir la voie à des recherches et à des expérimentations encore nécessaires pour arriver à une certitude mathématique.

Je reste convaincu que l'étude différentielle de la composition chimique du sang, sur les cadavres d'animaux soumis à l'action du feu, les uns avant leur mort, et les autres après, donnera des résultats comparatifs certains. Ces résultats conduiront à la connaissance de la vérité, et à savoir si le cadavre trouvé dans un incendie appartenait à un individu mort par l'action directe du feu, ou à un homme qui aurait été victime d'un assassinat, quel qu'en soit le genre, mais dont l'auteur aurait voulu effacer jusqu'aux dernières traces, en soumettant le cadavre de sa victime à l'action d'une carbonisation plus ou moins complète.

Je ne serais pas étonné que des recherches bien dirigées, faites à la loupe ou à l'aide d'analyses chimiques, vinssent établir une différence essentielle, quoique insaisissable à l'œil nu, entre le sang d'individus qui auraient succombé, les uns à l'action de liquides chargés de calorique, les autres à l'action directe du feu ; bien que, chez les uns et les autres, le sang trouvé dans les artères, avec les caractères particuliers précédemment décrits, puisse présenter les mêmes apparences, à un examen sérieux, mais fait en dehors des ressources fournies par les appareils si puissants de l'optique et de la chimie.

www.ingramcontent.com/pod-product-compliance
Ingram Content Group UK Ltd.
Pitfield, Milton Keynes, MK11 3LW, UK
UKHW020444230726
13925UKWH00004B/1803

9 782014 060416